CONTAGION DES OTITES

MOYENNES AIGUËS

PAR

Le Docteur G. DEMEURISSE

DE LA FACULTÉ DE MÉDECINE DE PARIS

—

PARIS

ASSELIN ET HOUZEAU

LIBRAIRES-ÉDITEURS

Place de l'École-de-Médecine.

—

1901

CONTAGION DES OTITES

MOYENNES AIGUËS

PAR

Le Docteur G. DEMEURISSE
DE LA FACULTÉ DE MÉDECINE DE PARIS

PARIS

ASSELIN ET HOUZEAU

LIBRAIRES-ÉDITEURS

Place de l'École-de-Médecine.

1901

A LA MÉMOIRE

DE MON PÈRE ET DE MA MÈRE

———

A MA FEMME ET A MES ENFANTS

———

A MES AMIS

A MES MAITRES

———

M. LE PROFESSEUR BRISSAUD

Médecin de l'Hôtel-Dieu

Chevalier de la Légion d'Honneur

CONTAGION DES OTITES

MOYENNES AIGUËS

——

C'est à M. le Dr Lermoyez, médecin de l'hôpital Saint-Antoine que nous sommes redevable du sujet de cette étude. Notre excellent maître voudra bien agréer, en témoignage de notre vive admiration pour son enseignement suivi pendant trois ans, et en remerciement de sa bienveillance, l'hommage de notre profonde et respectueuse reconnaissance.

Nous prions M. le Dr Laurens, Assistant à la clinique oto-laryngologique de l'hôpital Saint-Antoine, d'accepter nos bien sincères remerciements pour les conseils éclairés qu'il n'a cessé de nous prodiguer.

Nous sommes heureux d'assurer particulièrement de notre profonde reconnaissance MM. les chirurgiens des hôpitaux Broca, Jalaguier, Walther, tant ces maîtres nous ont montré de bienveillance et de sollicitude dans leurs services de l'hôpital Trousseau et de l'hôpital Saint-Antoine.

1

M. le Dr Caussade, dont les leçons de médecine générale à l'hôpital Saint-Antoine ont été pour nous d'un grand profit, M. le Dr de Beurmann, près duquel à l'hôpital Broca-Pascal nous avons étudié les maladies vénériennes, et M. le Dr Jaylc, Assistant de M. le professeur Pozzi, qui nous fit bénéficier de son enseignement si pratique de la gynécologie, voudront bien agréer l'expression de toute notre gratitude, et nos remerciements sincères, pour l'intérêt et la sympathie qu'ils nous ont toujours témoignés.

Nous garderons un agréable souvenir de notre stage obstétrical accompli dans le service de M. le professeur Pinard.

Nous n'oublierons pas nos chers camarades M. le Dr Druault, chef du laboratoire d'ophtalmologie à l'Hôtel-Dieu ; MM. les Drs Bourlon, Cousteau, Egger, Mahu, Rousseau, attachés au service de laryngologie de M. le Dr Lermoyez ; MM. Bellin, Grivot, Laubry, Léo, internes des hôpitaux. Ils ont droit à l'assurance de notre inaltérable amitié en échange de leur extrême obligeance.

A la mémoire de MM. les professeurs Hanot et Straus nous adressons un hommage ému : nous avons été leur élève au début de nos études.

Nous prions M. le professeur Brissaud de vouloir bien agréer l'expression de notre respectueuse reconnaissance pour le grand honneur qu'il nous fait d'accepter la présidence de notre thèse.

Introduction

On sait que pendant longtemps la pneumonie releva
exclusivement de l'action du froid. L'aphorisme : *frigus
pneumoniae unica causa est* triomphait sans conteste
pendant tout le règne de la doctrine de Broussais. Ce
n'est qu'en 1874 que Jürgensen avance que la pneumonie est infectieuse. En 1883, Talamon découvre le
pneumocoque, Fraenkel en poursuit l'étude, l'iden-
tifiant avec le microbe de la septicémie salivaire de Pas-
teur (1881). Ces découvertes sont le point de départ
d'une série de travaux de la part de Friedlander, Weis-
chelbaum, Netter, Landouzy, etc., qui démontrent que
le pneumocoque est l'agent causal nécessaire de la
pneumonie, que si cet agent a souvent une origine
endogène il a aussi une origine exogène, le germe pathogène pouvant être importé du dehors par hétéro-infec-
tion et provenir directement ou indirectement d'un
autre sujet malade (Landouzy). Mais les cliniciens
d'antan, Grisolle, Laennec, avaient remarqué que la
pneumonie pouvait se manifester sous la forme épidémique. La bactériologie apportait donc l'interprétation
de la notion de contagion, l'observation clinique l'avait
révélée.

Pour l'otite comme pour la pneumonie il a semblé à
M. Lermoyez que le refroidissement ne devait plus
désormais jouer au point de vue étiologique, le rôle
capital qui lui est si fréquemment attribué. En 1899,

au Congrès d'otologie de Londres il annonce que dans quelques cas l'inflammation de l'oreille moyenne ne reconnaît d'autre cause que la contagion, sans toutefois prétendre que toutes les otites aiguës se prennent par contagion.

« Je n'apporte pas, dit-il, à la défense de mon hypothèse ces preuves dites scientifiques que réclame la nosologie actuelle. D'ailleurs, ni le microscope, ni l'expérimentation ne prouveraient grand'chose en l'espèce; il me faut m'en tenir au terrain clinique, toujours un peu incertain. »

Du reste, en pathologie otique, la bactériologie ne peut pas toujours fournir des preuves tangibles, elle est obligée comme la clinique d'avoir recours aux déductions. Ainsi, lorsqu'en 1888 Netter montrait que les diverses complications des otites à streptocoques et à pneumocoques étaient imputables aux agents microscopiques présents dans la cavité tympanique, il disait que ces agents microscopiques étaient la cause même de ces otites. Il ajoutait qu'il n'en fournissait pas la preuve directe parce qu'il était trop difficile chez les animaux qui servent aux expériences d'introduire ces microbes dans l'oreille moyenne en se plaçant dans des conditions analogues à celles qui entrent en jeu chez l'homme. Sachant que le streptocoque, le staphylocoque introduits dans le tissu cellulaire ou les séreuses y déterminent la production de pus, il en concluait qu'on était en droit d'accepter dans l'oreille moyenne leur présence avec le même résultat.

Signalons en passant que l'observation clinique

occupe une place très importante en pathologie otique.
On ne saurait en effet méconnaître que nous continuons
à lui devoir les indications du traitement des otites.
Celui-ci n'a guère bénéficié des découvertes bactériologiques. La thérapeutique rationnelle découle surtout
de l'étude du terrain sur lequel évoluent ces otites et de
la symptomatologie, — dont M. Lermoyez s'est inspiré
pour classer les otites moyennes en otite catarrhale, otite
exsudative, otite purulente, otite enkystée (tantôt des
poches de Prussak, tantôt des poches de von Tröltsch);
affections qu'il compare à la pleurésie sèche, à la pleurésie séro-fibrineuse, à la pleurésie purulente, à la
pleurésie interlobaire.

Après avoir fait un exposé rapide des maladies dans
lesquelles les otites moyennes sont observées, des
microbes rencontrés jusqu'ici dans ces otites, en un mot
des faits connus constituant l'étiologie des otites, nous
aborderons, fruit de l'observation clinique exclusive, la
question de la contagion, cause qui intervient quelquefois dans la production des manifestations otitiques.

Etiologie des Otites aigües

L'étiologie des otites se compose de *causes prédisposantes* et de *causes déterminantes*.

Les causes *prédisposantes* comprennent des causes d'ordre *général* et des causes d'ordre *local*.

Nous nous occuperons d'abord des causes d'ordre *général*. Au premier rang, parmi elles, il faut citer les maladies infectieuses.

Hâtons-nous de dire que c'est presque toujours le streptocoque qui engendre les otites moyennes aiguës et non pas à eux seuls les agents spécifiques ou les agents inconnus des maladies infectieuses. La voie classique de l'infection est la voie naso-tubaire. Dans quelques cas Netter prétend que les microbes peuvent s'arrêter dans les capillaires du rocher, alors qu'ils ont pénétré dans le sang en un point variable de son circuit, qu'ils peuvent venir aussi de la cavité crânienne au moyen du lac lymphatique qui s'engage autour des nerfs facial et auditif à leur entrée dans le conduit auditif interne. Il ajoute que dans la plupart des maladies infectieuses il existe des déterminations pharyngées constantes et que si la bilatéralité fréquente des otites lui paraît devoir être invoquée en faveur de leur origine pharyngée, il est de plus une raison de grande valeur qui vient surtout plaider en faveur de la pénétration des agents pathogènes par les trompes d'Eustache, c'est que ces agents pathogènes qui peuvent produire des otites ont été trouvés dans la bouche de sujets sains.

Entrons ici dans quelques détails intéressants.

Netter a démontré le premier que la salive des sujets sains pouvait renfermer le *streptococcus pyogenes*. Sur 127 sujets il le trouva 7 fois. Ses recherches ont été faites sur des sujets ne présentant pas d'affections du pharynx. Il a prouvé aussi que le microbe de Friedlander pouvait être un habitant de la bouche de sujets sains, affirmant la nature de ce microbe en ne se basant pas seulement sur les caractères microscopiques, mais sur les résultats des cultures et des inoculations. Avant lui Thost avait signalé sa présence possible dans les fosses nasales. Quant au pneumocoque, Netter a montré qu'il persiste indéfiniment dans la salive d'individus qui ont eu antérieurement une pneumonie (80 fois sur 100 au moins), et qu'il se rencontre 20 fois sur 100 chez les sujets n'ayant jamais eu de pneumonie.

Par quel mécanisme s'opère la migration des microbes par les trompes? L'arrivée de l'air dans la caisse, au cours des mouvements de déglutition est sans doute suffisante pour entraîner les microorganismes. Netter admet avec Pins que lors des quintes de toux il peut y avoir introduction dans l'oreille moyenne de crachats renfermant des microbes; mais il pense que même en l'absence de la toux ceux-ci peuvent cheminer aisément par la voie salpingienne.

Il faut se souvenir que chez l'enfant la trompe est plus perméable que chez l'adulte en raison de sa longueur et de sa direction et qu'elle devient largement béante lorsque les muscles tubaires sont parésiés. Les mouvements de succion peuvent, chez l'enfant, déterminer une sorte d'aspiration des bacilles par la trompe, par suite des changements de pression qui se produisent alors dans l'oreille moyenne.

A côté du processus par propagation, l'oreille moyenne pour certains auteurs, s'infecterait d'une autre façon. Bezold soutient que l'otite que l'on observe dans la rougeole est le résultat d'une localisation du virus spécial sur la muqueuse de l'oreille et qu'elle a la même signification que la conjonctivite, la bronchite, la diarrhée, etc. L'otite morbilleuse serait une sorte d'exanthème de la muqueuse auriculaire analogue à l'exanthème de la peau ; elle serait constante et ferait partie intégrante du syndrome de la rougeole.

Garnault et d'autres auteurs admettent que dans les oreillons l'otite moyenne serait due à une propagation de l'infection par la scissure de Glaser et que l'otite interne serait une métastase telle que l'orchite de cette maladie.

Depuis les publications de William Milligan, d'Otto Barnick, de Monscourt, on sait que les bacilles de la tuberculose peuvent atteindre l'oreille moyenne soit par la voie tubaire, soit par les vaisseaux sanguins et lymphatiques de la muqueuse de la caisse, soit par une perforation du tympan. Barnick donne l'histoire clinique et le procès-verbal d'autopsie de cinq malades où l'infection était nettement hématogène.

Le lupus du pavillon, qui est rarement primitif et revêt le plus souvent la forme *vulgaris* ou *maculosus*, peut se propager au conduit. Gruber l'a observé sur le tympan et on l'a rencontré dans la caisse.

L'otite aiguë de la variole peut résulter de l'extension de l'inflammation pustuleuse au conduit et à l'oreille moyenne.

Il peut en être de même pour l'otite moyenne diphtérique. Celle-ci résulte alors d'une propagation de la maladie déjà localisée sur le pavillon de l'oreille ou sur la peau de la face qui avoisine le tragus ; d'autres fois la diphtérie est transportée par l'enfant lui-même, qui excoriela peau du conduit auditif avec ses doigts chargés de sécrétions virulentes venant du nez ou de l'œil (Sevestre).

Etudions l'otite moyenne aiguë des maladies infectieuses au point de vue de sa fréquence et de sa gravité.

Rougeole. — Le nombre des cas de rougeole avec complications du côté de l'oreille varie, suivant les statistiques de 2 à 10 0/0 ; mais Tobeitz sur 40 cas de rougeole compliquée, a observé 19 affections auriculaires, 19 également sur 22 cas mortels. Bezold a fait l'autopsie et l'examen bactériologique de l'oreille chez 16 enfants ayant succombé au cours de la rougeole, et dans tous ces cas, il trouva une otite des plus manifestes : dans ces 16 cas l'otite avait les caractères d'une otite récente.

L'otite de la rougeole a tous les degrés, guérissant parfois spontanément, presque sans symptômes, ou provoquant des phénomènes labyrinthiques très graves et durables. Elle apparaît quelquefois du cinquième au huitième jour de l'éruption après la défervescence ou en plein lysis. Quand elle se déclare à la fin de la rougeole, elle peut déterminer une nouvelle ascension thermique. Le graphique ci-dessous montre cette ascension chez un malade du service de M. le Dr Comby (Hôpital Trousseau).

Elle peut se compliquer de mastoïdite, de carie du rocher, ou passer à l'état chronique et de ce fait compromettre l'audition.

1896. — Fille de 3 ans 1/2. — Rougeole compliquée d'otite droite.

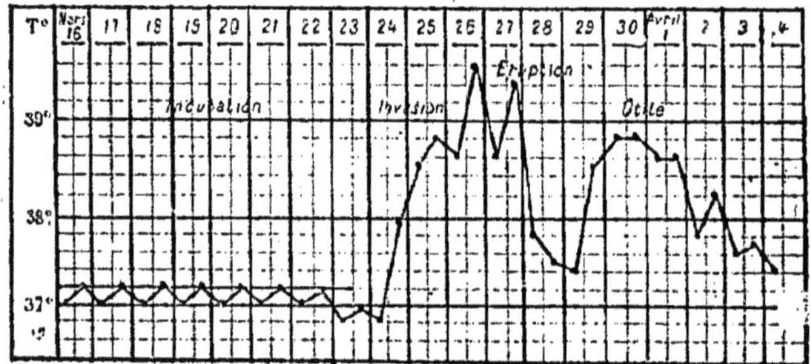

Scarlatine. — D'après les diverses statistiques 5 à 10 0/0 de toutes les affections de l'oreille, 12 à 28 0/0 des otites purulentes ont eu la scarlatine pour point de départ. Schmalz a trouvé qu'elle avait été, dans 4,26 0/0 des cas, la cause de la surdi-mutité ; et enfin, sur 1500 malades atteints d'affections de l'oreille et vus dans une seule année, Haug l'a notée à l'origine 434 fois. Bader dit que l'otite est très fréquente sous sa forme bénigne, non suppurative, 33 0/0. La forme grave, suppurée se-

rait moins fréquente, **4,55 0/0**, d'après **Burckhart-Me-
rian.**

L'otite moyenne scarlatineuse est la plus grave des
otites des fièvres éruptives. Elle manifeste une puissance
destructive énorme, surtout quand la diphtérie vient
s'associer à la scarlatine. Elle se caractérise par la té-
nacité de la suppuration et par sa tendance à l'extension
aux parties voisines (mastoïde, labyrinthe). C'est alors
la panotite décrite par Politzer et Moos. Chez les très
jeunes enfants elle peut devenir la cause de la surdi-
mutité. La tuberculose vient souvent se greffer sur l'o-
tite à streptocoques; la carie du rocher peut en résulter.

Le plus souvent, c'est vers la troisième ou la qua-
trième semaine que s'établit dans l'oreille un état catarrhal qui a de grandes tendances à devenir purulent
et à passer ensuite à l'état chronique. Les otites qui apparaissent avant la confirmation des symptômes de la
scarlatine sont d'une gravité particulière, et jusqu'à ce
que se soit produite la rupture du tympan, sont accompagnées de phénomènes méningitiques intenses qui
peuvent tromper le médecin (Garnault).

Variole. — L'otite moyenne aiguë est rare et aboutit
généralement à la guérison.

Diphtérie. — Dans cette affection l'otite paraît se ren-
contrer beaucoup moins fréquemment que dans la scarlatine. Le labyrinthe est plus souvent envahi par le bacille de Klebs que l'oreille moyenne. Sevestre dit que la
diphtérie de l'oreille moyenne est presque toujours une
strepto-diphtérie, qu'elle comporte un pronostic grave

en raison des lésions locales qu'elle peut déterminer. Il ajoute que ce pronostic varie suivant la forme de diphtérie à laquelle l'otite se rattache et qu'il est subordonné à l'évolution générale de la diphtérie elle-même.

Oreillons. — La véritable otite parotidique frappe l'oreille interne. Toynbee, Calmettes, Gellé, Moos en ont donné une bonne description et ont étudié la surdité consécutive qui, d'origine vraisemblablement labyrinthique, paraît incurable.

Les otites moyennes sont rares. Ce sont des otites catarrhales ou purulentes, d'un caractère banal, qui guérissent facilement, et lorsqu'elles compliquent l'otite interne, le pronostic, bien que restant grave, en est cependant amélioré.

Coqueluche. — L'oreille moyenne n'est pas fréquemment touchée dans la coqueluche. Triquet, Gibb, Trousseau, ont observé, au cours de cette affection, des hémorrhagies otiques dues à l'air chassé avec violence dans la trompe d'Eustache par la toux convulsive et pénétrant dans la caisse. Falls a décrit l'otite interne.

Fièvre typhoïde. — Les complications otitiques de la dothiénentérie se rencontrent dans 2 à 4 0/0 des cas simples, et, d'après Lutchau, dans 8 0/0 des cas où se produit une rechute.

L'oreille interne est touchée dès les premiers jours de l'infection. L'otite moyenne catarrhale est fort rare. L'otite moyenne suppurée est beaucoup plus fréquente. Elle appartient au stade d'état où elle est assez tardive, et quelquefois aussi à la convalescence.

On a souvent observé, au cours de la fièvre typhoïde,

chez des malades dont le conduit auditif n'était pas fermé avec de l'ouate, des otites purulentes simplement dues à l'écoulement dans le conduit de l'eau glacée qui dégouttait des compresses placées sur la tête (Garnault).

Typhus exanthématique. — Cette affection s'accompagne d'otites moyennes assez fréquemment. Murchinson, Hartmann les ont étudiées. En général, elles sont légères, le pronostic est favorable.

Pneumonie. — Les complications otitiques sont rares, peu importantes, et aboutissent généralement à la guérison, Netter, Zaufal nous ont appris que l'oreille moyenne était un des organes où le pneumocoque exerçait le plus volontiers son action pathogène. Ce micro-organisme s'y rencontre beaucoup plus fréquemment en dehors de la pneumonie qu'au cours de cette affection.

Ni les symptômes subjectifs, ni la marche, ni les caractères de l'écoulement ne permettent de reconnaître la nature pneumococcique d'une otite moyenne. L'examen bactériologique est indispensable pour établir ce diagnostic.

Grippe. — L'épidémie de 1889-1890 a tout particulièrement montré la participation fréquente de l'oreille à la maladie.

La plupart des professeurs allemands ont vu 2, 3 à 4 fois plus d'otites en décembre 1889 et janvier 1890 que dans les deux mois correspondants des années précédentes.

Gruber à Vienne, 625 contre 238.
Ludewig à Halle, 137 — 44.
Jansen à Berlin, 401 — 191.

La forme catarrhale de l'influenza, qui se localise principalement sur l'appareil respiratoire, est celle qui se complique habituellement d'otite moyenne. Celle-ci revêt souvent la forme hémorrhagique d'emblée qui est caractéristique de l'influenza.

Généralement l'otite de la grippe comporte un pronostic favorable. Elle peut cependant se terminer par mastoïdite ou par méningite. Elle ne détermine pas en général des désordres persistants de l'ouïe et envahit rarement le labyrinthe, bien que Lannois en ait signalé 2 cas (Netter).

Méningite cérébro-spinale épidémique. — Dans la plupart des cas l'otite est purement labyrinthique, parfois, cependant, en même temps qu'elle, évolue une otite moyenne. Celle-ci ressemblerait à l'otite grippale.

Erysipèle. — D'après Guinon l'otite moyenne est peu fréquente. Du fait qu'elle est provoquée par le streptocoque, elle est d'une gravité toute spéciale. Gull, Déchambre ont rapporté des cas d'otite purulente consécutifs à l'érysipèle pharyngé. Du seul cas suivant que nous avons pu observer à la Clinique de l'Hôpital Saint-Antoine, nous ne voudrions pas conclure que l'érysipèle qui apparaît au cours de l'otite aggrave toujours le pronostic de cette affection. Il s'agissait d'une femme atteinte d'otite aiguë depuis quatre jours. Survint un érysipèle envahissant le pavillon et le conduit de l'oreille malade. L'otite se compliqua de mastoïdite. La mastoïde dut être trépanée après disparition de l'érysipèle.

Tuberculose. — L'otite aiguë s'observe rarement. Elle est presque toujours due au passage, dans le sang, de nombreux bacilles qui provoquent en même temps le développement des tubercules miliaires dans d'autres organes.

La forme la plus fréquente de la tuberculose de la caisse est l'otite suppurative des phtisiques arrivés à la période cachectique. La suppuration, la surdité, la rupture du tympan ne sont accompagnées d'aucune douleur; ce symptôme n'apparaît que lorsque l'oreille moyenne est envahie par les streptocoques.

Syphilis. — Les lésions de l'oreille moyenne appartiennent le plus souvent à la période secondaire.

Ce qu'on observe le plus fréquemment c'est l'otite catarrhale consécutive à la propagation des lésions spécifiques du naso-pharynx. Elle peut déterminer des névralgies douloureuses, à exacerbations nocturnes, lorsque le périoste vient à participer à l'inflammation.

L'otite moyenne suppurée consécutive aux lésions du pharynx est une forme rare. Betz, Grüber prétendent avoir vu la syphilis secondaire débuter par l'oreille moyenne sans lésions concomitantes du pharynx. Les faits de ce genre sont rares et peu probants.

L'otite suppurée de la syphilis héréditaire tardive se manifeste surtout dans la seconde enfance. Elle s'établit sans douleur, sans phénomènes d'acuité : ce n'est donc pas une otite aiguë.

Lèpre. — Wagnier (de Lille) a observé un cas d'otite moyenne aiguë chez un lépreux. Il fait remarquer que malgré l'état général et local d'infection lépreuse, la marche de cette otite ne s'écarta pas de ce qu'on observe d'ordinaire. La guérison fut aussi complète que possible.

Ce fait, dit-il, vient à l'appui de ce que M. Leloir a signalé : façon rapide avec laquelle se cicatrisent les lésions d'origine traumatique et inflammatoires chez les lépreux.

Infection puerpérale et grossesse. — A. Malherbe et A. Bayce ont étudié l'influence de la parturition sur l'évolution des maladies de l'oreille (1900). De leur intéressant travail citons textuellement ces passages :

« Un premier point paraît évident après une étude sérieuse : c'est que la parturition ne saurait, par elle-même, créer une maladie de l'oreille. Nous n'avons jamais vu une affection auriculaire se montrer chez une femme dont l'appareil auditif était indemne. Pour peu qu'on lasse minutieusement l'examen ou qu'on interroge soigneusement la malade, on découvrira toujours des antécédents auriculaires ou un état scléreux antérieur.

Les symptômes observés du côté de l'appareil auditif pendant la grossesse et surtout après l'accouchement sont assez variés. Ils sont parfois de nature inflammatoire et peuvent alors siéger dans l'oreille externe comme dans l'oreille moyenne. Cependant les otites aiguës sont très rares. On constate, le plus souvent, une poussée subaiguë d'otite chronique. Ce sont surtout les formes sèches de l'otite moyenne chronique qui se présentent et plus particulièrement la sclérose. Celle-ci peut atteindre l'oreille interne.

Bürkner rapporte l'observation d'une femme qui, vers le cinquième mois de sa grossesse, devint tout à coup extrêmement sourde d'une oreille et présenta du même côté une otite moyenne aiguë avec un hématome de la membrane du tympan. Cette otite aiguë récidiva au moment du travail.

L'otite aiguë avec épanchement purulent peut également se montrer comme manifestation d'infection puerpérale. Bonnet rapporte l'observation d'une femme qui, ayant accouché au forceps d'un enfant mort, au bout de cinq jours de travail, présenta, trente-quatre jours après son accouchement, une otite purulente aiguë qui se compliqua de phlébite des sinus et de pyohémie et entraîna la mort.

Castex a vu, le troisième jour après un accouchement, des douleurs sourdes se montrer dans l'oreille droite ainsi que des bourdonnements qui ont duré vingt-quatre heures. Puis, un mois et demi après, sans cause apparente, une suppuration de l'oreille droite est apparue qui a continué jusqu'au retour des règles et a cessé alors spontanément.

Il semble que l'aménorrhée de la grossesse et de la puerpéralité amène, chez les femmes prédisposées, des états congestifs de l'oreille et que ces états congestifs soient la cause immédiate des troubles auriculaires observés ».

Les maladies de la nutrition, les affections propres de tous les systèmes organiques, peuvent engendrer aussi des otites moyennes. Au point de vue de l'importance et de la gravité elles restent au-dessous de celles qui dépendent des maladies infectieuses.

Von Tröltsch pense que l'otite moyenne observée chez les brightiques doit être attribuée à l'excès de tension

2

vasculaire intra-aortique. Schwartze et Wendt auraient
même vu survenir, dans le cours du mal de Bright, de
véritables exsudats hémorrhagiques dans la caisse. Von
Tröltsch pense aussi que les troubles extrêmement
fréquents, chez les enfants, de la nutrition et de la circulation dans l'intérieur de la cavité crânienne, doivent
jouer un rôle considérable dans le développement de
phlegmasies secondaires de l'oreille moyenne.

Netter signale pour la première fois (Société de biolo-
logie, avril 1889), la fréquence de l'otite chez les
athrepsiques, d'après des autopsies d'enfants en bas âge
qu'il a pratiquées à Trousseau et aux Enfants-Assistés.

Les autopsies de von Tröltsch ont démontré la fréquence des otites moyennes purulentes chez les nouveau-
nés : sur 47 rochers provenant de 24 individus, l'oreille
n'était normale que 18 fois (9 enfants) ; sur les 26 pièces
restantes (15 enfants), il existait 26 fois une inflammation purulente, 1 fois une inflammation muco-
purulente et 2 fois une inflammation franche-
ment muqueuse. Parmi les auteurs antérieurs à von
Tröltsch, Duverney et Koppen seuls mentionnent la
présence du pus dans la caisse chez les enfants. 2 fois
sur 5. Schwartze a trouvé du pus dans la caisse chez les
nouveau-nés ; Wreden 36 fois sur 80 ; Kutscharianz,
sur 300 cadavres d'enfants, a trouvé 150 fois un pus
jaune-verdâtre dans la caisse. (Ces résultats ont été
confirmés en France par les recherches de M. Parrot et
de MM. Renaut et Baréty.) A propos de ces faits men-
tionnons que nous avons voulu nous assurer s'il existait
quelque chose de semblable chez les jeunes animaux.

Nous avons examiné l'oreille moyenne de 8 veaux âgés de 15 jours environ. Dans un seul cas nous avons trouvé la cavité tympanique renfermant un liquide roussâtre qui n'était autre chose que du sang ayant reflué et pénétré dans la trompe pendant les manœuvres d'abatage de l'animal. Nous avons pratiqué des coupes à travers les cavités tympaniques de 3 chiens âgés de trois mois environ et de 3 animaux adultes de l'espèce bovine ; jamais nous n'y avons rencontré trace de suppuration. Nous nous promettons d'effectuer des recherches ultérieures.

Klebs, Moos ont indiqué que dans les méningites l'infection pouvait se propager à l'oreille à travers la suture pétro-écailleuse. Pendant la première enfance cette suture, comme les autres sutures du crâne, est largement ouverte et en communication par conséquent avec la cavité de l'oreille moyenne.

Castex signale le rôle de quelques états pathologiques des centres nerveux ou des nerfs trijumeau, glossopharyngien, amenant des troubles trophiques souvent compliqués d'inflammations aiguës de l'oreille moyenne.

L'hérédité accuse son influence à l'égard de l'otite catarrhale. Valleroux et von Tröltsch rapportent avoir vu, dans certaines familles, les divers enfants atteints de catarrhes tympaniques identiques. Les sujets scrofuleux y seraient spécialement exposés.

Le froid n'a qu'une valeur étiologique limitée. On rencontre journellement des faits dont le refroidissement domine sans nul doute l'étiologie, néanmoins il ne peut agir que sur un terrain où est semé le germe. L'oreille moyenne peut être comparée à une alvéole pulmonaire, la trompe serait la bronche terminale. Comment agit le coup de froid ? Vraisemblablement comme dans la pneumonie, où on admet qu'il provoque une congestion réflexe, par paralysie vaso-motrice, au sein de tissus envahis par les micro-organismes. A ce propos, rappelons ce que dit Duclaux dans sa remarquable étude sur le mécanisme de la santé et de la maladie. « Un microbe de la pneumonie s'implante chez un homme en bonne santé : il peut y rester plusieurs jours sans manifester sa présence et y périr au bout de quelque temps après avoir amené tout au plus un léger malaise. Quelques minutes d'exposition à un air froid, qui ralentisse ou paralyse brusquement la circulation pulmonaire, et voilà une pneumonie qui commence. Le microbe et l'organisme en présence sont, à l'origine, comr e deux poids égaux placés sur les deux plateaux d'une balance folle : un grain de poussière, un souffle la font trébucher et une fois commencé, le mouvement s'accélère, car les forces actives augmentent dans le plateau qui l'emporte et diminuent dans l'autre. »

L'humidité, les changements brusques de température joueraient un rôle important dans la production de l'otite catarrhale observée chez certains sujets, particulièrement au printemps et à l'automne. Cette otite est dénommée otite rhumatismale.

Bonnafont a cité, comme cause de l'otite aiguë, la suppression d'une hémorrhagie périodique.

Occupons-nous maintenant de passer en revue les causes d'ordre *local*.

Les végétations adénoïdes, ou hypertrophie de l'amygdale pharyngée, se présentent spécialement chez l'enfant sous une forme circonscrite ; elles sont alors assez exactement ramassées sur la ligne médiane du cavum. De ce fait elles déterminent surtout des phénomènes d'obstruction, mais elles sont fréquemment le point de départ d'une inflammation rayonnant vers le nez, vers les oreilles (3 adénoïdiens sur 4 ont de l'otite, et sur 10 sourds, 6 sont ou ont été adénoïdiens !) (Lermoyez). Turnbull (*Med. News*, 1er novembre 1890) montre la fréquence de l'infection de la caisse au cours de l'hypertrophie tonsillaire pharyngée. Sa statistique porte sur 566 cas ; la proportion d'accidents infectieux de l'oreille est de 20 0/0. Hartmann donne une proportion plus grande : 74 0/0.

Souvent l'amygdale pharyngée hypertrophiée présente des languettes qui descendent sur les parois latérales du pharynx nasal et couvrent les pavillons tubaires. Il résulte de cette disposition que la propagation de l'infection vers l'oreille s'effectue plus aisément que dans le cas précédent. Retenons la description de M. Lermoyez, de ce qu'il appelle, chez l'enfant, la forme auriculaire des végétations, forme bien étudiée également par Calmettes. « L'enfant n'a jamais su se moucher, tient toujours la bouche ouverte, ronfle en dormant Mais ce n'est pas pour cela que la mère l'amène, car c'est là, dit-elle, un défaut de famille ; elle se plaint seulement que son enfant entend mal par moments, surtout quand le temps est humide ; que de temps à autre il a des douleurs d'oreille, qu'elle ne s'explique pas, car les dents sont saines ; même, une ou deux fois, elle a trouvé des taches d'humeur sur son oreiller, après une nuit où il avait souffert plus que d'habitude. On lui a bien dit de ne pas s'inquiéter, que cela se passerait avec l'âge : mais elle a peur que son enfant ne devienne sourd, parce que plusieurs de ses parents l'ont été de bonne heure. » Cette description démontre bien que les végétations adénoïdes sont à chaque instant le siège de poussées inflammatoires se propageant à l'oreille moyenne, l'infectant à des degrés divers.

Chez l'adulte les végétations revêtent surtout la forme diffuse et peuvent être aussi le point de départ de l'infection de l'oreille.

L'otite aiguë peut éclater après l'opération des végétations, ordinairement du deuxième au troisième jour. Assez souvent elle suppure. J. Wright signale sa rareté. M. Lermoyez, dans ses cours, fait remarquer aussi qu'en général elle n'est ni fréquente ni grave. Nous l'avons rarement observée à la Clinique de son service où chaque semaine un grand nombre d'enfants bénéficient de l'intervention précitée. « Il suffit de signaler ses causes pour la pouvoir éviter : en première ligne, le défaut de précautions antiseptiques, malheureusement encore parfois omises ; la blessure du pavillon tubaire ; l'emploi de la douche de Weber, comme prétendu moyen de désinfection de la plaie ; et surtout le refroidissement, cause des plus actives et dont la prophylaxie impose le séjour au lit pendant deux jours au moins à la suite d'un curetage. Enfin, très rarement, une opération bien conduite peut rallumer momentanément une otite antérieure mal éteinte » (Lermoyez).

Le catarrhe naso-pharyngien aigu (adénoïte aiguë), lorsqu'il atteint un naso-pharynx déjà occupé par des végétations adénoïdes, détermine fréquemment, nous l'avons vu plus haut, des manifestations auriculaires. Il peut en être de même quand il atteint un naso-pharynx sain.

L'opération des végétations adénoïdes, faite au cours de l'adénoïdite aiguë peut amener des complications graves et surtout des otites moyennes purulentes.

L'otite aiguë peut reconnaître pour cause le toucher naso-pharyngien pratiqué sans précautions aseptiques.

Le catarrhe naso-pharyngien chronique à forme humide, fréquent à tout âge de la vie, détermine souvent l'infection de l'oreille moyenne. Dans cette affection, en effet, les fossettes de Rosenmüller sont cloisonnées par des brides qui limitent des récessus contenant toujours une certaine quantité de pus.

L'otite aiguë complique quelquefois l'ablation à l'anse chaude des polypes fibro-muqueux (polypes choanaux). Elle reconnaît pour cause la brûlure du pavillon tubaire par cette anse, ou les fautes d'asepsie, ou les irrigation nasales faites immodérément. La galvanocaustie, traitement spécifique de la rhinite hypertrophique diffuse, peut déterminer des accidents infectieux à retentissement auriculaire, particulièrement lorsque la cautérisation a consisté en ignipuncture, car, dans ce cas, il se forme souvent des clapiers. La cautérisation linéaire, qui est le procédé de choix, donne des plaies évasées où la rétention des matières septiques n'est pas possible. Ces accidents peuvent, du reste, être prévenus si l'on a eu le soin consécutivement de faire un pansement antiseptique. L'eschare galvanique, comme les eschares chimiques, héberge un grand nombre de microbes parmi lesquels on rencontre surtout le staphylocoque doré.

La plupart des affections du nez et du pharynx buccal sont susceptibles d'engendrer l'otite aiguë.

Le coryza aigu ou rhinite idiopathique se propage parfois au sac lacrymal ou aux sinus, il se propage aussi à l'oreille moyenne. Le coryza chronique simple, les rhinites purulentes infantiles (blennorrhagique, impétigineuse, purulentes secondaires) la pyorrhée nasale fétide entretenue par les corps étrangers des fosses nasales, l'ozène, les sinusites purulentes chroniques de l'adulte, peuvent donner naissance à l'otité moyenne.

Hartmann prétend que chez les nouveau-nés le coryza aigu est une cause fréquente d'otite.

L'angine catarrhale aiguë, angine congestive, affection rare avant 5 ans et après 30 ans, se complique fréquemment d'otite aiguë, soit qu'elle se montre sous la forme d'angine gutturale, ou de pharyngite simple. Localisée aux amygdales palatines (amygdalite aiguë simple) elle produit assez souvent l'otite ; de même, nous l'avons vu, lorsqu'elle est localisée à l'amygdale pharyngée (adénoïdite aiguë). L'otite de l'amygdalite linguale n'a pas encore, que nous sachions, été signalée. Au cours de l'amygdalite, et surtout de la périamygdalite linguale phlegmoneuse, il n'a été fait mention jusqu'ici (Ruault) que d'une otalgie particuliérement intense.

L'otite aiguë s'observe aussi à la suite de l'angine phlegmoneuse représentée tantôt par l'amygdalite phlegmoneuse proprement dite, tantôt par la périamygdalite phlegmoneuse. Elle éclate fréquemment chez l'adulte au cours des poussées paroxystiques aiguës qut se surajoutent souvent aux affections chroniques de la gorge : hypertrophie des amygdales palatines, pseudo-hypertrophie des amygdales ou amygdalite lacunaire chronique, hypertrophie des follicules clos disséminés, angine chronique diffuse (forme catarrhale et forme interstitielle).

Stucky et Moure ont publié plusieurs cas d'otite moyenne aiguë purulente imputables à l'ignipuncture des amygdales. Ils ont noté que l'otite était survenue de préférence lorsque la cautérisation avait porté sur la partie supérieure de l'amygdale. Une otite catarrhale chronique préexistait dans quelques-uns de ces cas.

L'infection de l'oreille peut également se développer pendant le travail de la première dentition ; et pendant cette période de la vie on est souvent tenté, dit Moure, d'attribuer à tort les douleurs d'oreille à l'évolution des-dents et non à l'inflammation de la caisse. Chez l'adulte l'otite peut aussi se développer à la suite des accidents infectieux observés quelquefois au cours de l'évolution de la dent de sagesse.

Remarquons que les causes d'ordre local pourraient fort bien, à la rigueur, rentrer dans le cadre des causes d'ordre général. Il est en effet démontré aujourd'hui que la plupart des affections inflammatoires de la gorge et du nez ne sont, en réalité, que des localisations d'états infectieux divers (grippe, rougeole, fièvre amygdalienne, etc.). On se souvient que Lasègue avait pensé que l'amygdalite aiguë était une maladie générale infectieuse et que c'est Bouchard qui, le premier, l'a nettement établi ; la lésion de l'amygdale n'est qu'une localisation. On n'ignore pas non plus que certaines angines, certaines pharyngites, ne sont, elles aussi, que des manifestations isolées de maladies générales : diabète, rhumatisme, etc.

Parmi les causes d'ordre local, il en est qu'on pourrait appeler causes *mécaniques*, ce sont les suivantes :

Le tamponnement postérieur des fosses nasales, que l'on pratique comme traitement des épistaxis traumatiques ou spontanées, constitue une menace d'otite suppurée. Hartmann, Gellé l'ont établi. Il faut savoir que quelques précautions qu'on prenne, la fermentation rapide du sang accumulé dans la fosse nasale et le contact prolongé d'un tampon infecté avec le pavillon tubaire constitue un réel danger pour l'oreille et pour le nez. L'infection est surtout à redouter si on maintient le tamponnement plus de vingt-quatre heures. M. Lermoyez s'exprime ainsi à l'égard du tamponnement postérieur, qu'il voudrait voir disparaître de la thérapeutique des maladies des fosses nasales. « C'est un procédé brutal, douloureux, entraînant souvent des complications graves. Il devrait être définitivement abandonné ; cependant les livres classiques le conseil-.

lent encore, et journellement nous le voyons pratiquer dans nos hôpitaux, malgré les accidents qu'il ne manque presque jamais de faire naître! Il est vrai que, dans les cas urgents, il est la seule ressource du praticien non initié à la rhinoscopie antérieure. Toutefois, il devient quelquefois nécessaire quand, malgré le tamponnement antérieur, le sang continue à couler en abondance dans le pharynx. »

Le maintien habituel dans le décubitus, joint à l'absence d'expectoration et d'expuition, favoriseraient, d'après Netter, chez les enfants en bas âge, l'introduction dans les trompes des mucosités contaminantes du rhino-pharynx. Cet auteur a fait l'autopsie de 20 enfants âgés de 9 jours à 2 ans, et chez tous il a rencontré l'otite. Il attribue cette vulnérabilité toute spéciale de l'oreille moyenne des enfants, à la cause ci-dessus, admettant, d'autre part, que les microbes trouvent un milieu de culture favorable dans les débris du bouchon gélatineux qui remplit la caisse pendant la vie intra-utérine. Gellé, de son côté, dit avoir constaté que, dans un très grand nombre de cas, la caisse tympanique, même chez des sujets qui n'ont pas respiré, renferme du pus véritable, et que les altérations du bourrelet muqueux et surtout la suppuration de la caisse sont fréquentes, en dehors de tout traumatisme, chez les sujets nés de parents syphilitiques ou tuberculeux.

Wendt a signalé que pendant la vie intra-utérine l'oreille moyenne était susceptible de s'infecter, le liquide amniotique ou le contenu de l'estomac refluant et pénétrant dans la trompe d'Eustache. Il n'est pas douteux, dit Moure, que l'inclusion dans une cavité comme l'oreille moyenne de ces divers produits septiques, suffit bien souvent pour devenir le point de départ d'inflammations suppuratives dont la conséquence pourra être grave au point de vue de l'ouïe. Avec la plupart des auteurs, ajoute-t-il, nous ne doutons pas que ce soit là l'origine d'un certain nombre de surdi-mutités considérées comme congénitales et attribuées souvent à des vices de conformation de l'oreille, alors qu'il s'agit en réalité d'infections survenues au moment de la naissance.

La douche nasale, du fait qu'elle est très souvent administrée à haute pression avec le siphon de Weber, expose fréquemment les malades à l'otite moyenne aiguë suppurée. Le liquide force alors l'entrée de la trompe, pénètre dans la caisse, y déterminant une inflammation violente. Cette pénétration s'annonce généralement par une vive douleur d'oreille. L'apparition de l'otite peut être prévenue si on a le soin de pratiquer aussitôt l'aspiration du liquide. Toynbee, Politzer, Urbantschitsch ont, à cet effet, imaginé plusieurs moyens. Le seringage, de par sa simplicité, son efficacité, et surtout son innocuité, tend de plus en plus à se substituer à la douche de Weber. La douche rétro-nasale, qui fait partie intégrante du traitement du catarrhe naso-pharyngien chronique, peut également provoquer des otites, si elle est, comme la précédente, donnée à haute pression.

Les croûtes et les sécrétions liquides accumulées dans les fosses nasales peuvent être projetées dans l'oreille moyenne par l'action de se moucher. Celle-ci détermine alors l'otite aiguë. Se moucher « à la paysanne » est un procédé qui nous met sûrement à l'abri des accidents infectieux auriculaires (Lermoyez). Utilisé chaque jour comme moyen thérapeutique, il doit néanmoins céder le pas à l'insufflation nasale faite avec la poire à air (douche nasale sèche).

L'action de renifler les liquides, souvent pratiquée au cours de la toilette, sans bénéfice d'ailleurs, provoque facilement l'écartement des parois tubaires, d'où inondation de la caisse tympanique et infection consécutive possible. Cette infection peut également se réaliser lorsque des mucosités sont projetées dans l'oreille moyenne sous l'action de la toux.

L'otite éclate quelquefois après les insufflations d'air, les cathétérismes de la trompe, opérés avec des instruments (sondes, bougies) n'ayant pas subi une désinfection préalable. — On connaît la série de contaminations syphilitiques qui fut observée il y a quelque cinquante ans, à la suite de cathétérismes pratiqués sans précautions antiseptiques. — L'otite reconnaît aussi comme cause la présence des corps étrangers des trompes, lesquels sont surtout des fragments de bougies et de sondes, capables d'entretenir l'inflammation aiguë ou chronique de ces conduits.

Les ruptures de la membrane tympanique, qu'elles se produisent de dehors en dedans (explosions d'armes à feu, de dynamite, violent soufflet reçu sur l'oreille, aspirations ou refoulements trop brusques avec le masseur du tympan) ou de dedans en dehors (insufflations

d'air avec la poire de Politzer, effort brusque en se
mouchant ou en toussant), exposent la caisse à l'infection venue du dehors.

Nous n'insisterons pas sur les causes de la tympanite
aiguë *d'origine externe*; nous citerons seulement les
tentatives maladroites effectuées en vue de l'extraction
de corps étrangers, si surtout ces manœuvres sont
employées sans précautions antiseptiques; les brûlures
profondes du conduit auditif externe; la furonculose
du conduit.

Tous les auteurs sont d'accord aujourd'hui pour
admettre ce que Netter énonçait en 1888, à la suite de
ses recherches sur la bactériologie des otites moyennes
aiguës : « L'otite moyenne est due dans toutes ses
formes à l'arrivée dans la caisse tympanique des orga-
nismes parasitaires qui y ont été trouvés à l'état isolé. »
C'est dire que, dans la genèse des otites, le rôle essen-
tiel, déterminant, est fixé par les microbes.

L'étude des causes *déterminantes* des otites comprend
donc l'étude des différents microbes rencontrés dans ces
affections. Nous serons brefs sur ce sujet. Disons tout
d'abord que l'étude de la bactériologie des otites est de
date récente.

En 1881, Löwenberg rencontre dans les otites des
micro-organismes dont il ne précise pas le rôle.
En 1888, dans des recherches analogues et parallèles,
Zaufal et Netter publient les premiers travaux impor-
tants sur la bactériologie des otites suppurées. Zaufal
trouva le streptocoque dans plusieurs otites aiguës ;

Netter décrit différentes formes d'otites : l'otite à pneumocoque, l'otite à bacille de Friedlander, l'otite à staphylocoque et l'otite à streptocoque, la plus grave, la plus fréquente. — Dans une seconde phase bactériologique, on rencontre dans le pus des otites aiguës, outre les espèces déjà décrites, le bacille de Pfeiffer, le colibacille, le bacille d'Eberth, le pyocanique. — Dans une troisième étape, tout à fait contemporaine, on s'aperçoit que le pus était parfois stérile (Zanfal avait déjà fait cette constatation, sans y attacher d'importance, puis Scheibe, Lannois), et certains concluaient à un pouvoir bactéricide de la caisse. Mais Veillon et Zuber en 1893 isolent par la culture, dans un certain nombre de suppurations à pus gangréneux ou fétide (otites, mastoïdites, gangrène pulmonaire, appendicites, bartholinites, suppurations pelviennnes), plusieurs microbes strictement anaérobies dont ils étudient l'action pathogène sur des animaux. Ils montrent que les microbes strictement anaérobies, en dehors du tétanos et du vibrion septique, jouent dans la pathologie humaine un rôle beaucoup plus étendu qu'on ne le croit généralement, car la plupart du temps on les trouve seuls, et, lorsqu'on les rencontre associés aux microbes aérobies habituels des suppurations, ces derniers sont, le plus souvent, en très petit nombre par rapport aux espèces anaérobies. Les recherches de Rist en 1898 confirment ces travaux et montrent le rôle important des anaérobies dans la genèse des otites purulentes. Il a rencontré ces anaérobies dans les abcès encéphaliques, dans les méningites suppurées, dans les phlegmons diffus, les arthrites pu-

rulentes et les foyers de gangrène pulmonaire; ces
micro-organismes étaient identiques à ceux que renfer-
mait le pus mastoïdien fétide. C'est en effet dans les
suppurations fétides otitiques que Rist a trouvé ces
anaérobies, et il en donne la description de nombreuses
espèces. Parmi elles, certaines ont un pouvoir pathogène considérable : elles donnent au pus son odeur
fétide, provoquent les mastoïdites aiguës et les septico-
pyohémies qui en sont la conséquence. Inoculés aux
animaux, ces micro-organismes déterminent des suppurations gangréneuses souvent mortelles.

On crut qu'à chaque variété bactérienne observée
dans le pus d'une otite, on pouvait exactement super-
poser une variété clinique correspondante, et que la
marche, la gravité d'une otite, étaient directement fonc-
tion du degré de malignité de son microbe. C'est ainsi
que le streptocoque avait la spécialité des formes graves,
que les otites à pneumocoques se signalaient par leur
allure aiguë, tandis que le staphylocoque faisait plus
volontiers des suppurations à marche lente. Rien n'était
plus simple, dès lors, que de catégoriser une otite et
d'en décréter le pronostic : le microscope ou les cultures
suffisaient à juger tous les cas. En cette question la
bactériologie n'a pas tenu tout ce qu'on avait promis
pour elle; mais si la classification brillante qu'elle a un
moment fait entrevoir ne peut être conservée dans son
entier, ce qu'il en reste est suffisant pour que la pathogénie des otites en demeure radicalement transformée.

Entretenons-nous désormais de la cause contagion,

qui n'est certes pas, dit M. Lermoyez, une contagion
patente et inéluctable comme celle des fièvres éruptives ;
dans ce cas, il y a longtemps qu'elle eût été reconnue ;
mais qui est au contraire une transmission contingente,
souvent évitable, et qui, par sa rareté et son insidiosité,
échappe facilement à l'observation.

Contagion des Otites

Dans les faits que nous rapportons, contagionnants
et contagionnés sont presque tous atteints d'une maladie protopathique, grippe ou rougeole, sur laquelle est
venue se greffer l'affection de l'oreille. Ces otites sont
donc *secondaires*, survenant à titre de complications.
Et ce que ces observations tendent à prouver est surtout ceci : étant donné un premier malade atteint de
grippe compliquée d'otite, tout autre grippé, mis en
contact avec lui, aura grande chance de prendre cette
complication otique.

Voici ces faits :

1° Un premier cas (observation de M. Lermoyez)
très simple, est celui d'une femme soignant son mari
atteint d'otite moyenne aiguë catarrhale légère au
cours d'une grippe, et qui, sans aucune prédisposition
antérieure locale, sans s'être exposée au froid, puis-
qu'elle ne quittait pas l'appartement, est prise d'une
poussée d'otite moyenne aiguë catarrhale légère.

Ces deux otites furent semblables et évoluèrent de
même.

« *Observations* 1 et 1 *bis*. — M. L..., 40 ans.

Le 8 octobre 1898 est pris d'une attaque légère de grippe à forme catarrhale. Température rectale maxima 38°5. Coryza catarrhal, puis muco-purulent.

Le 12 octobre, en se réveillant, le malade ressent une douleur modérée dans l'oreille droite avec diminution notable de l'ouïe. Marteau et cadre très rouges, presque hémorrhagiques : le tympan présente une coloration un peu sombre sur laquelle tranche.it des vaisseaux dilatés ; pas d'exsudat dans la caisse.

Le 13 octobre, toute douleur a cessé. Le 14, le tympan a repris son aspect normal.

La femme du malade, qui n'avait jamais eu d'affection auriculaire et qui passait la journée dans la chambre de son mari, est brusquement prise, le 15 octobre, d'une douleur modérée dans l'oreille droite. Le spéculum montre, comme chez son mari, une très légère otite aiguë catarrhale, avec injection du marteau, rougeur du fond de caisse vu par transparence à travers le tympan, sans exsudat. Guérison en quarante-huit heures. »

2° Un second fait intéressant (observation de M. Lermoyez) est celui de deux sœurs, demeurant ensemble. Toutes deux sont atteintes, à un degré d'intensité différent, il est vrai, d'angine *herpétique*, d'herpès vrai du pharynx. Dans l'un et l'autre cas *une otite purulente aiguë* : et dans les deux cas l'otite a le même caractère, d'être torpide, presque sans douleur, avec distension énorme du tympan qui n'arrive pas à se perforer spontanément, et cependant donnant lieu ensuite à une suppuration abondante.

« *Observations* 2 et 2 *bis.* — Mlle Char... (Madeleine), 10 ans.

Au commencement de mai : mal de gorge, fièvre. Depuis cette époque traîne et garde la chambre.

Le 18 *mai* 1897, est prise d'un élancement douloureux dans l'oreille droite, très passager. Dès le lendemain surdité double, mais *sans douleur.* Température atteint jusqu'à 39°8 sous l'aisselle.

Je vois la malade le 24. Etat général mauvais : teint pâle d'une infection latente. Surdité manifeste ; voix basse entendue : O. D. = 0, 10 cent. et O. G. = 0,20 cent. Pas de douleurs ni d'écoulement d'oreilles.

Le spéculum montre à droite un tympan rouge, présentant à sa partie postéro-supérieure une poche saillante, presque prolabée, non perforée. A gauche, aspect analogue ; le tympan est plat, grisâtre avec vaisseaux radiés apparents ; en avant et en arrière de la courte apophyse du marteau sont deux poches saillantes, rouges, centrées d'un point jaune.

Le 25. Incision profonde et large de ces poches sous le chloroforme. Flot de pus. L'air passe ensuite facilement à travers ces ouvertures.

Le 26. Suppuration abondante. Toute douleur a cessé Les poches ont disparu ; les perforations sont bien béantes.

1er juin. Bon état général. Suppuration abondante. Ce jour-là, la malade se plaint de souffrir de la gorge de la même façon, dit-elle, que les jours qui ont précédé son otite. Je constate une *plaque d'herpès* sur le pilier antérieur gauche.

Le 2. De nouvelles vésicules d'herpès apparaissent sur le voile.

Le 6. Suppurations d'oreille abondante. Je prescris des bains de nitrate d'argent à 1 0/0. Le mal de gorge augmente.

Tout le pharynx (luette, piliers, épiglotte) sont le siège d'une poussée confluente d'herpès.

Le 10. L'éruption pharyngée diminue : en même temps la suppuration auriculaire se réduit considérablement.

Le 25. Guérison.

Mlle Char... (Jeanne), 5 ans.

Cette malade est la sœur de la précédente: elle couche dans une chambre voisine ; mais elle passe la journée dans la chambre de sa grande sœur et joue sur son lit.

Vers le 20 mai, étant légèrement grippée depuis quelque temps, elle est atteinte d'une *angine herpétique* typique diffuse. Quelques jours plus tard, elle se plaint de souffrir de l'oreille droite, très légèrement.

Le 1ᵉʳ juin, pas de fièvre, mais état général mauvais ; teint pâle ; anorexie.

Le spéculum montre une otite aiguë gauche, datant seulement de deux à trois jours. Le tympan, plat dans sa partie antérieure, forme en haut et en arrière une poche extrêmement saillante, presque prolabée, un point jaune au centre.

Le 10. Même aspect du tympan. Ecoulement muco-
purulent seulement depuis hier. Paracentèse.

Le 24. Guérison. »

3° L'observation suivante de M. Lermoyez relate
une coïncidence tout au moins curieuse. Deux sœurs,
partageant la même vie, prennent ensemble la rougeole. Ensemble elles prennent une otite purulente
aiguë intense et toutes deux ont, au cours de leur maladie, une même poussée d'adénoïdite. Rougeole, otite,
adénoïdite concordent chronologiquement : pourquoi,
dit M. Lermoyez, admettre la contagion pour la première et la nier pour les deux autres?

« *Observations* 3 et 3 *bis*. — Mlle Tet... (Jeanne),
6 ans.

Le 22 mars 1897, au douzième jour d'une rougeole
normale, cette enfant est prise d'une violente douleur
d'oreille. Pas de traitement spécial. Cinq jours après le
début de ces accidents, sensation d'éclatement dans
l'oreille gauche : écoulement de pus, sédation momen-
tanée des douleurs.

Le 28, je suis appelé à voir cette enfant. Conduit
gauche plein de muco-pus, ayant amené une légère
otite externe avec retentissement ganglionnaire péri-
auriculaire. Le tympan est rouge vif, bombé; perforation insuffisante. Paracentèse. Glycérine phéniquée.

Le 3 avril. Retour des douleurs dû à la fermeture
rapide de la perforation que j'agrandis de nouveau.

Le 9. L'enfant présente un peu d'enchifrènement.
Légère fièvre, 38°1 dans le rectum. Cependant la sup-

puration d'oreille diminue; la perforation demeure
suffisante; le tympan se rétracte et le marteau commence à reparaître.

Le 10. La température atteint 40°2; il n'y a pour
expliquer cette hyperthermie ni recrudescence de douleurs d'oreilles, ni augmentation de l'otorrhée; la perforation tympanique est large, il n'y a pas de rétention.
Mais l'enfant a la respiration nasale complètement entra-
vée et le badigeonnage de la gorge ramène du naso-
pharynx d'abondantes masses de muco-pus. Cette
poussée hyperthermique est due à une *adénoïdite
intercurrente.*

Le 12. Température normale, suppuration auriculaire presque nulle; l'adénoïdite semble avoir agi
vis-à-vis de l'otite à la façon d'un puissant dérivatif.

Le 22. Guérison.

Mlle Tet... (Madeleine), 8 ans.

Sœur de la malade précédente, demeurant dans la
même chambre, est prise de rougeole en même temps
qu'elle.

Deux jours après le début de l'otite de sa sœur, elle
commença à souffrir surtout de l'oreille droite. Jamais
d'otite antérieure; mais adénoïdisme déjà ancien.

Je la vois le 28 mars 1897, en même temps que sa
sœur. Mauvais état général, maux de tête, vomisse-
ments, douleur d'oreille très vive. Pas encore d'écoulement; à droite, le tympan est rouge vif et fortement
bombé. Paracentèse d'urgence. Glycérine phéniquée.
La famille se refuse à donner la douche d'air.

Le 30. L'enfant se réveille ayant mal à la tête et quelques nausées : la suppuration d'oreille continue. Température rectale : 38°5. A midi, la température atteint 39°5. L'enfant est amenée d'urgence à Paris. A deux heures, 40°5 ; maux de tête violents, prostration ; l'apophyse est excessivement douloureuse au moindre frôlement. Le Dr Egger, appelé à ce moment, constate une perforation tympanique très suffisante : mais la douche d'air, qui n'a pas été encore donnée, administrée vigoureusement fait sortir une grande quantité de muco-pus accumulé dans la caisse. Le soir même les accidents cessent.

Le 1er avril l'enfant a bien dormi. 37°5. Toute douleur de tête a disparu. Mastoïde normale. Large perforation tympanique donnant issue à beaucoup de muco-pus.

Le 9. L'écoulement d'oreille, très réduit les jours précédents, devient excessivement abondant.

Le 12. *Poussée d'adénoïdite* : 39°2. Toux quinteuse, nez un peu bouché : muco-pus descendant du cavum dans le pharynx.

Le 20. Guérison.

Il faut remarquer que pendant toute la durée de leur otite les deux sœurs ont occupé deux lits jumeaux. »

4° Encore une observation du même genre (Obs. de M. Lermoyez).

Deux enfants, deux sœurs, prennent une grippe légère, et toutes deux font une otite aiguë à marche analogue, otite légère et courte, de type congestif avec ecchymoses tympanales.

« *Observations 4 et 4 bis.* — Mlle de Dal... (Germaine), 5 ans.

Aurait eu, il y a deux ans, une otite aiguë gauche.

Je la vois le 9 janvier 1899. Depuis cinq jours, grippe légère à forme catarrhale. Fièvre, otalgie violente.

Ce matin, après une bonne nuit, il n'y a ni fièvre, ni douleur d'oreille spontanée ou provoquée.

L'oreille gauche est seule atteinte. Le tympan est transparent, non bombé et laisse voir un fond de caisse rouge vineux, ecchymotique. Le manche du marteau a une couleur rouge sombre.

Le lendemain, le tympan a repris son aspect grisâtre : mais il y a une ligne d'ecchymoses punctiformes en arrière du manche du marteau et parallèle à lui.

Le 13. Ces ecchymoses pâlissent légèrement.

Mlle de Dal... (Suzanne), 8 ans.

Sœur de la précédente, soignée par moi l'année précédente pour une otite moyenne aiguë purulente gauche.

Cette enfant, couchant dans la même chambre que sa sœur, prend une grippe légère vers le 10 janvier, avec poussée d'adénoïdite.

Le 16, je suis appelé près d'elle. Depuis la veille, elle souffre de l'oreille gauche ; cependant la nuit a amené une sédation. De ce côté le tympan est grisâtre et montre un fond de caisse très congestionné ; le manche du marteau a une teinte rouge vineuse. Pas d'écoulement.

Le 20. Je constate un piqueté ecchymotique en arrière, le long du manche du marteau.

5° Suit un cas du même genre (Observation de M. Lermoyez), mais plus net. Chez un frère et une sœur, sans infection rubéolique ou grippale qui prépare le terrain, éclate une otite aiguë à forme hémorrhagique, débutant par un épanchement de sang dans la caisse avec bulle sanguine tympanale. Puis suppuration secondaire et évolution sans fièvre ni douleur. Il est vrai que les deux enfants lavaient leur nez au siphon de Weber ; mais cette imprudence ne saurait être incriminée en l'espèce, ainsi que le fait remarquer M. Lermoyez, attendu que, dans le cas actuel, les otites n'avaient aucunement le caractère des suppurations banales de la caisse consécutives aux lavages du nez.

« *Observations* 5 et 5 *bis*. — S. T... (Fernand), 6 ans.

A la fin d'un coryza subaigu, traité par des lavages variés au siphon de Weber, cet enfant est pris d'une violente douleur d'oreille gauche, sans fièvre ni état général. Un spécialiste, appelé à ce moment, porte le diagnostic de *myringite hémorrhagique phlycténulaire*. Quelques jours après, sans autre traitement que des bains locaux, l'oreille gauche se met à suppurer.

Le 1er juin 1897, je suis appelé à voir cet enfant. Je constate, à gauche, une membrane tympanique rouge très tendue, avec une fistulette insuffisante, laissant échapper du pus sous pression. Mastoïde douloureuse au frôlement. Large paracentèse ; glycérine phéniquée.

Le 3. Pas de douleurs, la caisse se vide bien et abondamment.

Le 10. L'écoulement devient beaucoup plus filant.

Il s'écoule avec peine; tympan rouge et très bombé. La famille s'oppose à une nouvelle paracentèse.

Le 20. Guérison.

S. T…. (Renée), 5 ans.

Pas de passé auriculaire, malgré un coryza purulent chronique très ancien. Depuis quelques jours, fait des lavages du nez très prudents, à l'aide d'une seringue anglaise. Passe, d'ailleurs, une partie de ses journées à jouer avec son frère.

Le 10 juin. Sans fièvre, l'état général demeurant bon, elle éprouve, en se mouchant, une vive douleur dans l'oreille gauche. Le lendemain, j'examine l'enfant. A gauche, le tympan, bombé, dans son quart postéro-supérieur ; par transparence, on voit un fond de caisse rouge foncé, lie de vin ; au premier abord, on pourrait croire qu'il s'est fait sur le tympan une énorme bulle sanguine. L'oreille droite, qui n'est le siège d'aucune souffrance, montre, en différents points du tympan et surtout tout autour du manche du marteau, un fin piqueté ecchymotique.

Le 13. Tympan rouge et très bombé, avec un point jaunâtre au centre de cette saillie. La famille s'oppose à la paracentèse.

Le 16. Conduit plein de muco-pus, qui s'échappe par une fistulette de la partie antéro-inférieure du tympan.

Le 25. Guérison. »

6° Voici maintenant une observation curieuse (Observation de M. Lermoyez). Au cours d'une grippe légère, une vieille dame est brusquement prise d'une otite moyenne double hémorrhagique, de type apoplectiforme, avec participation de l'oreille externe. Et la femme de chambre qui la soigne, prend, deux jours après, d'abord une grippe légère, puis une otite hémorrhagique brusque, de tous points semblable à celle de sa maîtresse.

« *Observations 6 et 6 bis.* — Mme P..., 72 ans. Diabétique.

Au huitième jour d'une grippe légère, est prise brusquement d'une violente douleur dans l'oreille droite ; à la suite d'une crise douloureuse, plus forte que les autres, écoulement par le conduit, d'abord de sang pur, puis de sérosité sanguinolente sans pus.

6 février. Bulles sanguines rompues à la surface du tympan. Le marteau a une teinte hémorrhagique.

La membrane tympanique est très bombée. Paracentèse.

8. Le Politzer ne fait sortir de l'oreille gauche que de la sérosité sanguinolente.

Depuis hier, l'oreille droite est prise à son tour. Début par une hémorrhagie du conduit, suivie d'un écoulement séro-sanguin peu abondant qui dure encore. Tympan rouge foncé, très bombé. Fait une paracentèse qui ne ramène que du sang.

Le 10. Réapparition des douleurs depuis hier : les incisions tympaniques sont déjà cicatrisées. Fait une nouvelle paracentèse bilatérale : à gauche, une goutte de pus : à droite, rien que du sang.

Le 12. Détaché du conduit auditif et de la surface du tympan de l'oreille gauche une épaisse membrane, due à la nécrose des couches superficielles des téguments dans lesquels s'est fait précédemment l'exsudat hémorrhagique.

Le 14. Détaché une même membrane du conduit auditif droit.

Le 20. Nouvelle phlyctène hémorrhagique dans le conduit.

Le 23. Guérison.

La femme de chambre de cette malade, qui est en relations de service constantes avec elle, est prise, le 8 février, d'une légère grippe à forme rhino-bronchique.

20 février. Douleur subite dans l'oreille gauche.

Le 12. Je constate que le quart postéro-inférieur du tympan est recouvert d'une bulle séro-hémorrhagique. Le reste de la membrane est plat et gris, le marteau rose.

Le 14. La bulle tympanique prend un aspect réellement hémorrhagique.

Je perds alors la malade de vue. »

7° (*Observation de M. Lermoyez*).

Une femme de chambre, sans prodromes de grippe ou de rhume, est atteinte assez brusquement d'une otite aiguë hémorrhagique, avec bulles sanguines sur le tympan et les parois du conduit. Et quatre jours plus tard, son jeune maître, dont elle s'occupe, est soudai-

nement aussi pris d'une otite semblable, de même type
et d'évolution analogue.

« *Observations* 7 *et* 7 *bis.* — M. Dio..., 16 ans.

18 avril. Sans passé autre qu'une pharyngomycose
spontanément guérie depuis un an, ce malade est pris
brusquement d'une crise d'otalgie droite, tandis qu'un
écoulement séro-sanguin extrêmement abondant se
déclare par le conduit auditif droit.

Le 19. Cet écoulement dure encore. Je constate dans
l'oreille droite, à la surface du tympan, ainsi que dans
le conduit, plusieurs larges bulles sanguines rompues,
baignées de sérosité sanguinolente.

Le 21. Aucune douleur ; l'écoulement persiste sans
changer de nature. Pas de perforation tympanique,
mais la membrane est rouge, érodée, très tendue,
l'audition à la montre est de : O. G = 0m.80 et O. D. =
0m.03.

Le 22. 37°8 sous l'aisselle. Douleur vive dans l'oreille
droite. Fait une paracentèse.

Le 24. Un écoulement muco-purulent s'établit abondant. Pansement à la glycérine boratée.

1er mai. Écoulement insignifiant ; le tympan est plat
et gris, la perforation bien béante.

Le 6. Tout écoulement a cessé.

24 juin. Perforation close par une cicatrice : mais le
marteau est immobile au Siegle et l'audition demeure
au-dessous de la normale. Montre, O.D. = 0m.50.

La femme de chambre de la maison, qui s'occupe des

vêtements et du linge du malade, et a de nombreux contacts de service avec lui, avait été prise trois ou quatre jours auparavant d'accidents analogues et dans les mêmes conditions; c'est-à-dire que, sans grippe, sans coryza antérieur, dans le cours d'u... bonne santé, elle avait ressenti des douleurs vives et subites dans l'oreille gauche, avec surdité et écoulement séro-sanguinolent. Ces douleurs persistent pendant une semaine avec intermittence.

Mon assistant, le Dr Laurens, qui voulut bien, en mon absence, examiner cette malade, constata, au huitième jour de la maladie, une grosse phlyctène hémorrhagique sur le quart postéro-supérieur du tympan, et deux autres bulles sanguines sur la paroi du conduit.

Cinq à six jours plus tard, la phlyctène avait disparu et le tympan se rétracta peu à peu sans suppuration. »

8° (*Observation de M. Grivot, Interne des hôpitaux*).
Notre ami Grivot nous communique l'observation suivante pour laquelle nous ne saurions trop lui adresser de remerciements.

« En octobre 1899 nous avons observé à la consultation infantile de l'hôpital Tenon deux otites ayant évolué en même temps chez deux malades qui, paraît-il, habitaient la même chambre au domicile de leurs parents.

Paul D..., 12 ans environ, venait consulter pour une otite moyenne suppurée, oreille droite. Écoulement d'oreille assez abondant. Perforation spontanée du tympan datant de trois jours. Oreille gauche normale.

Interrogeant la mère sur les antécédents de ce malade

nous apprenons que sa sœur Lucie souffrait également d'une otite, oreille gauche. Les douleurs étaient apparues chez elle 36 heures environ avant que Paul ne commençât à souffrir de l'oreille droite.

Lucie D..., 16 ans, avait été conduite à la Consultation des adultes. On y constatait que son otite était compliquée de mastoïdite. Admise dans le service du Dr Chaput, la trépanation mastoïdienne était décidée et pratiquée la veille du jour où Paul D. venait consulter. L'écoulement d'oreille de cette malade avait à peine duré un jour. Les douleurs, calmées par la perforation spontanée de la membrane, n'avaient pas tardé à devenir très intenses, ayant leur siège maxima derrière le pavillon, au niveau de l'antre.

Quant à Paul D., nous remarquions que la perforation spontanée était insuffisante. Le conduit était rempli de pus. Valsalva passait mal. Nous faisons une large paracentèse, puis douche d'air et pansement à la glycérine boratée. Au bout de deux jours la région mastoïdienne s'empâte, devient le siège d'une vive douleur à la moindre pression. L'écoulement est presque nul. La trépanation est bientôt jugée nécessaire. La malade est opérée dans le service du Dr Félizet.

Ces deux otites avaient été précédées de catarrhe naso-pharyngien aigu chez le garçon et de coryza chez la jeune fille.

Elles ont eu une marche analogue. L'incubation a été de même durée. Toutes deux ont été purulentes, toutes deux se sont terminées par mastoïdite.

En présence des faits sur lesquels M. Lermoyez

vient récemment d'attirer l'attention des médecins, nous n'hésitons pas à croire que, dans le cas actuel, la contagion a joué le rôle principal à l'égard de la production de l'otite pour laquelle nous étions consulté. »

A la suite de cette observation nous devons signaler que M. Grivot, reprenant les idées de MM. F. Bezançon et M. Labbé, dont nous parlons plus loin, a entrepris quelques expériences sur les animaux dans le but de contribuer à mettre en évidence la contagion des otites. Ces expériences n'ayant pas jusqu'à ce jour fourni des preuves suffisamment convaincantes, nous négligerons d'entrer dans leurs détails.

9° (*Observation personnelle*).

Il s'agit de deux enfants, deux frères, qui contractent un coryza et font tous deux une otite aiguë, à marche identique, otite purulente accompagnée de phénomènes généraux.

Aucun cas de grippe dans l'entourage.

Observations 9 et 9 bis. — Georges M..., 7 ans.

Rougeole à l'âge de 3 ans.

A la suite d'un léger coryza, nous dit la mère, a présenté l'année dernière un écoulement de l'oreille droite. Cet écoulement se serait accompagné de peu de douleurs et n'aurait duré que quelques jours.

Le 24 juillet 1900, vers 6 heures du soir, l'enfant ressent une violente douleur au fond de l'oreille gauche. Il était atteint depuis quelques jours d'un coryza intense ayant fait son apparition après un bain froid.

Le 25, à 2 heures de l'après-midi, nous sommes

appelé auprès de lui par le père, ami de notre famille.

L'enfant est au lit et n'a pas dormi depuis la veille. Il souffre, dit-il, dans toute la tête. Mouche beaucoup. Surdité de l'oreille gauche. Bourdonnements. Peau brûlante. Anorexie. Température rectale 39°4.

Oreille gauche. Tympan légèrement enfoncé, mobile au Siegle.

Oreille droite. Tympan rouge et très bombé. Pas de pus dans le conduit.

Mastoïde douloureuse à la pointe, peu douloureuse au niveau de l'antre.

Weber latéralisé à droite.

Pharynx et amygdales rien de particulier.

Fait une paracentèse en croix. Le Politzer passe largement et fait sortir une grande quantité de pus. Pansement à la glycérine phéniquée. Le traitement ordinaire de l'otite aiguë est institué.

Le 26. L'enfant a dormi. Il se plaint de quelques faibles élancements au fond du conduit. Léger mal de tête. L'écoulement est abondant. Le Politzer passe bien à travers une perforation tympanique restée béante. Température rectale 37°8.

Le 27. Même état. Température rectale 37°5.

Le 28. L'enfant est gai, ne souffre ni de l'oreille, ni de la tête. Persistance de la douleur provoquée à la pointe de la mastoïde.

Le 30. La suppuration d'oreille continue, elle est moins abondante que les jours précédents.

Le 3 août. L'écoulement est muco-purulent.

Le 15. La suppuration se tarit.

4

Le 23. Guérison.

Jean M..., 5 ans,

Frère du malade précédent, couche dans la même chambre. Pendant le jour reste auprès de lui plusieurs heures.

Pas de passé auriculaire. Est fréquemment enrhumé du cerveau, surtout l'hiver. A subi l'opération des végétations adénoïdes à l'âge de 3 ans dans une clinique de Paris.

Le 28 juillet, atteint d'un léger coryza depuis trois jours, il éprouve une vive douleur de l'oreille droite. (L'enfant n'a pas été au bain les jours précédents.) Violent mal de tête. Appétit nul. Température rectale 39°.

Oreille gauche. Tympan légèrement enfoncé. Mobile au Siegle.

Oreille droite. Tympan rouge et fortement bombé dans son quart postéro-supérieur. Pas de pus dans le conduit.

La mastoïde est douloureuse surtout à la pointe.

Weber indifférent. L'enfant ne prête aucune attention à cette épreuve d'audition.

Rien de particulier au niveau du pharynx et des amygdales.

Paracentèse du tympan et douche d'air. Une certaine quantité de pus sort de la caisse. Glycérine phéniquée.

Le soir même l'état général est meilleur. Température rectale 37°7.

Le 29. Écoulement d'oreille abondant. Les douleurs ont cessé.

Le 30. Même état.

Le 3 août. Un petit furoncle de la paroi postérieure du conduit est cause de nouvelles douleurs d'oreille, surtout pendant la mastication. Incision et pansement à la glycérine et liqueur de Van Swieten.

Le 4. Cessation des douleurs. L'écoulement est moins abondant.

Le 21. Guérison.

10° Observation personnelle.

Rapportons encore le cas suivant observé en mars 1900 à la Consultation du service de M. Lermoyez (Hôpital Saint-Antoine).

Nous donnions nos soins à un enfant, Maxime II..., âgé de 5 ans, atteint d'otite moyenne aiguë.

Cet enfant, sans passé auriculaire, souffrait depuis trois jours de l'oreille droite. Un écoulement peu abondant était apparu depuis douze heures. Pas d'état général.

Le tympan, rouge et bombé dans toute son étendue, présentait une petite perforation au niveau du quart postéro-supérieur, par laquelle le Valsalva provoquait l'issue d'une faible quantité de pus. Une paracentèse suivie de douches d'air et de quelques pansements à la glycérine phéniquée et à l'alcool boriqué amenaient la guérison de cette otite au bout de dix jours.

La mère nous racontait que le frère de cet enfant, Georges II..., âgé de 4 ans, avait souffert aussi de l'oreille gauche huit jours environ avant que celui qui venait consulter n'eût commencé à souffrir de l'oreille droite, et que cette douleur avait été suivie d'un écoulement d'oreille n'ayant duré que deux jours.

Nous avons pu examiner l'oreille gauche de Georges H... Le tympan, plat et grisâtre, montrait au voisinage de l'extrémité du marteau une petite perforation dont les lèvres étaient agglutinées par un peu de muco-pus filant. Huit jours après la membrane était cicatrisée.

Ces deux enfants couchaient dans le même lit.

Ils étaient porteurs de végétations adénoïdes. Une légère poussée d'adénoïdite précéda l'éclosion des otites.

L'histoire de ces otites peut être calquée sur celle des broncho-pneumonies.

La broncho-pneumonie est presque toujours une affection secondaire, survenant principalement au cours de la rougeole et de la grippe. Elle n'est pas, comme le crurent longtemps les cliniciens, la localisation sur le poumon de la maladie infectieuse protopathique ; ce n'est pas, comme l'avaient pensé les premiers bactériologistes, le microbe spécifique qui provoque les lésions pulmonaires. Elle est, au contraire, une complication contingente, cliniquement superposée à la maladie générale et bactériologiquement due à une infection secondaire, surtout par le streptocoque.

« Remplaçons, dit M. Lermoyez, dans cette donnée, le mot de broncho-pneumonie par celui d'otite ; et nous ne ferons qu'enregistrer une constatation acceptée aujourd'hui par tous les auristes. Ce n'est ni l'agent inconnu de la rougeole, ni le microbe de Pfeiffer qui engendre les otites moyennes aiguës chez les morbilleux et chez les influenzés, mais presque toujours le streptocoque.

Or, la contagiosité de la broncho-pneumonie secondaire est démontrée ; l'influence nocive de l'encombrement est manifeste. La broncho-pneumonie est d'une fréquence extrême dans les salles d'enfants au cours, par exemple, de la rougeole, alors que cette complication est vraiment exceptionnelle dans la clientèle privée (Collet).

Donc, par analogie, l'otite secondaire, qui se comporte comme la broncho-pneumonie, doit avoir une même contagiosité. »

La broncho-pneumonie est épidémique (1). On sait que nombre d'hygiénistes ont rapporté des exemples d'épidémies de broncho-pneumonie. Rappelons celle de Londres relatée par Sydenham, celles rapportées par Huxham, par Crivelli, par Lepeq de la Clôture au siècle dernier. Plus près de nous, en 1840-41, une épidémie semblable a régné à Nantes. En 1870, la population de Paris, pendant le siège, a été décimée par la broncho-pneumonie, qui a causé la mort d'un grand nombre de varioleux et de morbilleux. Telles sont encore les épidémies observées à Paris en 1886-87 ; puis, à la suite de la grippe, en 1889-90 et en 1899.

---

(1) M. Grancher a demandé à l'Académie (mars 1900), avec insistance, l'inscription de la pneumonie et de la broncho-pneumonie comme maladies contagieuses. Chaque année, elles tueraient plus d'enfants que la rougeole.

Urbantschitsch a signalé que les inflammations aiguës de la caisse apparaissaient quelquefois sous forme d'une véritable épidémie, comme complications d'angine et de coryza, « de sorte que, dit-il, ces maladies qui, relativement à leur fréquence, n'entraînent une otite moyenne que dans un petit nombre de cas, tout à coup, à certaines époques, s'accompagnent en grand nombre d'inflammations de la caisse. »

M. le Dr Barbier, médecin des hôpitaux, nous fait l'amabilité, ce dont nous le remercions beaucoup, de nous communiquer la relation d'une épidémie d'otite qu'il aurait observée à l'hôpital Trousseau pendant qu'il y remplaçait M. le Dr Josias, — vacances de 1899.

Dans une salle de nourrissons atteints de gastro-entérite, une otite aiguë purulente éclata chez un de ces petits malades. Successivement, à quelques jours d'intervalle, trois autres malades furent également frappés d'otite purulente. L'épidémie resta circonscrite à cette salle.

M. Barbier nous fait encore part des faits suivants qui militent en faveur de la contagion.

Dans la famille B..., un enfant âgé de 20 mois contracte une otite aiguë purulente. Deux jours après, la mère et la grand'mère qui sont sans cesse autour de lui contractent à leur tour une otite de même forme. La nourrice qui allaite l'enfant prend aussi une otite aiguë, otite non suppurée.

A l'âge de 7 ans, l'enfant dont il s'agit contracte de nouveau une otite aiguë purulente. Chez le père et chez la mère évolue en même temps une otite accompagnée d'écoulement. L'otite du père se complique de mastoïdite.

Pour se convaincre de la contagiosité de l'otite, M. Lermoyez a fait une enquête auprès d'un certain nombre de médecins et surtout de médecins des hôpitaux de Paris, chargés des services de contagieux. Voici quels en ont été les résultats.

Rougeole. — M. Descroizilles, chargé du service de la rougeole à l'hôpital des Enfants-Malades, note environ 20 p. 100 d'otites sur tous les enfants de son service pris en bloc. Dans sa clientèle de ville, la proportion des otites morbilleuses ne dépasse pas 1 p. 100. La nocivité de l'encombrement s'affirme donc ici d'une manière saisissante.

Chez l'adulte, l'oreille se prend beaucoup moins facilement que chez l'enfant ; pourtant M. Roger, chargé du service de la rougeole adulte à l'hôpital de la Porte d'Aubervilliers, note 34 otites purulentes aiguës sur 1.081 malades, soit une proportion de 3,14 p. 100.

En revanche, plusieurs médecins d'enfants très occupés, entre autres M. le Dr Carron de la Carrière, déclarent ne voir, pour ainsi dire, jamais d'otites aiguës dans leur clientèle de rougeoleux, à condition de faire l'antisepsie naso-buccale dès le début de la maladie.

Rappelons qu'à propos de l'otite compliquant la rougeole, M. le professeur Grancher a écrit ce qui suit : « L'otite est surtout fréquente à l'hôpital. Elle est contagieuse et relève de l'infection par propagation (?)

microbes pathogènes à travers les trompes d'Eustache, jusque dans la caisse. »

Scarlatine. — M. d'Heilly, chargé du service de la scarlatine à l'hôpital des Enfants-Malades, note 14 p. 100 d'otite chez ses malades, proportion qui s'élevait à 25 p. 100 quand il faisait pratiquer systématiquement des irrigations nasales. En ville, il en voit infiniment moins.

M. Variot, chargé du service de la scarlatine à l'hôpital Trousseau, prétend que les otites scarlatineuses sont beaucoup moins fréquentes en ville qu'à l'hôpital.

Chez les scarlatineux adultes de l'hôpital de la Porte d'Aubervilliers, M. Roger note sur 997 malades, 3 p. 100 d'otites aiguës purulentes.

Plusieurs médecins d'enfants affirment que, parmi leur clientèle, l'otite aiguë est rarissime dans la scarlatine. Pour sa part, en dix ans, M. Lermoyez déclare n'avoir été appelé qu'une seule fois en ville auprès d'une otite scarlatineuse.

Cette statistique est très instructive, elle démontre nettement la fréquence des otites aiguës secondaires à l'hôpital et leur rareté en ville.

Il y a lieu de faire, à son sujet, deux remarques très importantes :

1° A l'hôpital, on laisse les malades atteints d'otite secondaire dans la salle commune, *sans les isoler* ;

2° Et, à très peu d'exceptions près, les otites aiguës observées chez les rougeoleux et les scarlatineux noso-comiaux *ont débuté dans la salle*, quelque temps seulement après l'entrée à l'hôpital.

Cette statistique ne plaide-t-elle pas éloquemment
en faveur de la contagiosité des otites secondaires ?

Un sérieux argument en faveur de cette contagiosité
des otites se tire du caractère des diverses épidémies
d'influenza qui se sont succédé à Paris depuis 1889.
Certains hivers, la grippe a peu touché l'oreille ; d'autres fois, comme dans l'épidémie initiale et comme dans
la dernière, les otites aiguës ont été fréquentes et
graves. Or, la grippe se prend surtout par contagion
d'individu à individu. Que signifient donc ces caractères d'épidémicité, sinon que les années où les malades
ont seulement la grippe, ils ne transmettent que la
grippe, tandis que quand ils sont atteints d'otite secondaire, ils transmettent à la fois leur grippe et leur
otite, par une double contagion simultanée ?

En faveur de la contagion des otites on peut aussi
invoquer la propriété que possèdent les microbes qui
ont séjourné dans un tissu et y ont déterminé une lésion
pathologique d'acquérir par ce fait une certaine tendance à se localiser de nouveau dans un tissu simi-
laire.

L'aptitude à la localisation en série d'un même virus
sur les mêmes organes chez l'homme et les animaux
ressort, d'une façon très précise, d'un certain nombre
d'observations de MM. Dreschfeld, Gilbert et Léon,
Roux et Launois, Auché, Charrin, Mosny, Gouget.
MM. Roger et Josué s'exprimaient ainsi :

« Si, le plus souvent, l'état de l'organisme envahi

commande les localisations microbiennes, il est possible que, dans certaines circonstances, le germe lui-même puisse posséder ou acquérir une affinité spéciale pour un tissu.

On comprend ainsi que des bactéries banales telles que le streptocoque, le pneumocoque, le staphylocoque ou le coli-bacille, ayant pris l'habitude de se localiser sur une partie de l'économie, peuvent, en se transmettant par contagion, produire chez une série d'individus des affections analogues ».

Tout récemment MM. F. Bezançon et M. Labbé viennent de mettre en relief, par des expériences, le rôle de l'accoutumance dans le déterminisme des localisations microbiennes, expériences leur permettant, disent-ils, d'en esquisser la pathogénie.

« L'importance des facteurs virulence et terrain, si grande d'ordinaire pour expliquer le déterminisme des localisations morbides, s'efface devant le rôle de l'accoutumance des microbes aux terrains organiques.

Ce rôle ressort des faits que nous venons de rappeler et de ceux que nous avons nous-mêmes observés. Il semble, en effet, qu'en pullulant dans un organe et en déterminant une lésion, le microbe ait pris des qualités particulières qu'il conserve même dans les générations successives. Il semble qu'accoutumé déjà à se défendre comme les phagocytes ou à subir l'action des humeurs d'un tissu particulier, il acquiert des qualités de résistances particulières à l'égard de ce tissu, de telle sorte qu'il s'y localise et y pullule plus volontiers que dans les autres tissus.

Ne peut on comparer ces phénomènes d'accoutumance pour les milieux vivants à ce qui se passe dans les milieux de culture artificiels, où nous voyons qu'un microbe, habitué à se développer sur un certain milieu, éprouve des difficultés à s'acclimater sur un milieu de nature différente, et cela même lorsque ce second milieu est plus favorable que le premier pour le développement de l'espèce microbienne en cause (expériences d'Haffkine pour le bacille d'Eberth) ».

Pathogénie de la contagion des otites aiguës.

Comment prend-on une otite au contact d'un otitique ?

On peut objecter que la caisse du tympan n'est pas en rapport direct avec le monde extérieur. On peut dire : que d'une angine on prenne une angine, ou d'un coryza, un coryza, cela est possible ; mais comment admettre que deux organes aussi profondément situés que les oreilles puissent s'entre-infecter ?

M. Lermoyez fait remarquer qu'une telle contagion serait en effet difficile à admettre si elle se présentait ainsi, qu'il semble à première vue que, dans certaines des observations précédentes, l'otite ait éclaté soudainement au voisinage d'une autre otite, mais qu'en réalité tous ces malades s'infectaient par la voie classique naso-tubaire. Ils commençaient nécessairement par avoir un coryza, mais celui-ci était tellement atténué, que, cliniquement, il passait inaperçu.

Dans le même ordre d'idées, ne connaissons-nous

pas les mastoïdites soi-disant primitives, à l'origine desquelles un observateur attentif dépiste toujours une traînée de rhino-salpingite latente?

Du reste, on prend une pneumonie d'un pneumonique, sans présenter le plus souvent de symptômes cliniques de laryngite; la contagion semble se faire directement de poumon à poumon, quelque profondément situés que soient ces organes.

Caractères cliniques de la contagiosité des otites aiguës

Les observations ne sont pas assez nombreuses pour préciser les caractères cliniques de la contagiosité des otites aiguës. Cependant l'on peut dès maintenant faire deux remarques.

C'est d'abord que la durée de l'incubation de l'otite aiguë semble assez courte. Cette période a été respectivement dans les divers cas, de deux, trois, cinq, six et sept jours; une seule fois seulement de deux semaines.

En second lieu, il est remarquable de voir que l'otite aiguë se transmet en conservant son type clinique, catarrhal, purulent ou hémorrhagique; son intensité varie, non sa forme.

Conclusion.

Disons qu'il n'est pas impossible qu'un individu sain, mis au contact d'un otitique, prenne de ce dernier une otite moyenne aiguë, mais que, cependant, cette manière de contracter une inflammation *primitive* de la caisse du tympan doit être excessivement rare.

La conclusion pratique qui se dégage de cette étude est qu'*il faut isoler les malades, surtout les enfants atteints d'otite moyenne aiguë*, même si elle est primitive et à plus forte raison si elle se surajoute comme complication secondaire à une maladie infectieuse.

Nous avons vu que broncho-pneumonie et otite secondaires ont une même pathogénie. A l'hôpital, on a considérablement diminué le nombre de broncho-pneumonies et, ce faisant, restreint la gravité des fièvres éruptives, en séparant les éruptifs simples des éruptifs broncho-pneumoniques.

Il faut agir de même vis-à-vis de l'otite.

Car l'otite aiguë n'est pas moins grave que la broncho-pneumonie. Son apparente bénignité la rend peu suspecte, parce qu'elle n'amène pas ordinairement la mort en quelques jours, comme le fait la broncho-pneumonie. Les médecins des hôpitaux, en transmettant leur statistique à M. Lermoyez, lui faisaient remarquer que presque toujours les otites aiguës avaient été si bénignes qu'elles n'avaient nécessité aucun traitement chirurgical ; qu'on s'était contenté de leur donner de l'eau bori-

quée et de la glycérine phéniquée ; cependant ils ajou-
taient que beaucoup d'enfants quittaient l'hôpital suppu-
rant encore. Or, l'avenir de ses oreilles est sombre. Il
est rare que l'otite aiguë amène la mort à sa période
d'état : il est fréquent qu'elle la cause quand elle s'est
chronicisée. Ces enfants, qui quittent l'hôpital avec des
oreilles qui suppurent, vont grossir cette foule d'otor-
rhéiques qui encombrent les services spéciaux, et qui
souvent n'auront d'autre moyen d'éviter la terminaison
fatale que l'évidement pétro-mastoïdien; heureux
encore s'ils guérissent sans garder une surdité qui les
rende impropres à toute carrière.

Prévenir est mieux que guérir. Il est plus simple
d'empêcher une otite aiguë d'éclater que de la soi-
gner ensuite. Pour réaliser cette prophylaxie, l'antisepsie nasale et buccale est une excellente pratique dont les
résultats sont encourageants. Mais il y a mieux à faire,

L'otite aiguë est contagieuse.

Isolons les otitiques.

BIBLIOGRAPHIE.

F. BEZANÇON ET LABBÉ. — Rôle de l'accoutumance dans le déterminisme des localisations microbiennes. (Presse médicale, 7 mars 1900.)

BONNAFONT. — Maladies de l'oreille, 1873.

BROUARDEL ET GILBERT. — Traité de médecine.

GARNAULT. — Maladies infectieuses et maladies de l'oreille. (Semaine médicale, 1894.)

GELLÉ. — L'oreille et l'épidémie de grippe actuelle. (Méd. mod. janvier 1890.)

GRANCHER, COMBY ET MARFAN. — Maladies de l'enfance.

HARTMANN. — Les maladies de l'oreille (traduit par Potiquet 1890).

LAURENS. — Septico-pyohémie otitique, 1900. (Rapport présenté à la Société française de laryngologie.)

LE DENTU ET DELBET. — Traité de chirurgie.

LERMOYEZ. — Thérapeutique des maladies des fosses nasales, 1896. — Contagion des otites moyennes aiguës. (Annales des maladies de l'oreille et du larynx, 1899.)

NETTER. — Recherches bactériologiques sur les otites moyennes aiguës (Annales des maladies de l'oreille et du larynx, 1888).

RIST. — Etude bactériologique des infections d'origine otique. (Thèse de doctorat, Paris 1898.)

URBANTSCHITSCH. — Traité des maladies de l'oreille (traduit par R. Calmettes, 1881.)

VEILLON ET ZUBER. — Bactériologie des suppurations à pus gangréneux ou fétide. (Société de biologie, mars 1897.)

WAGNER (de Lille). — Otite moyenne aiguë observée chez un lépreux. (Annales de dermat. et syph. 1888.)

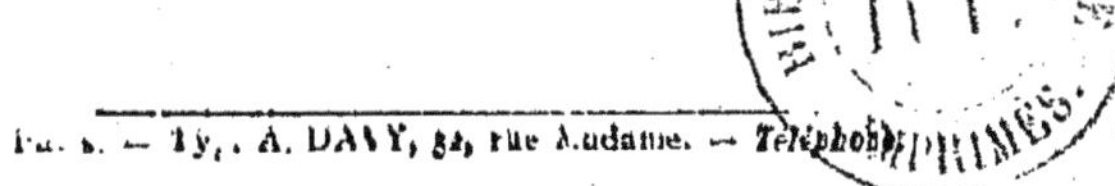

www.ingramcontent.com/pod-product-compliance
Ingram Content Group UK Ltd.
Pitfield, Milton Keynes, MK11 3LW, UK
UKHW020401180726
13839UKWH00003B/1225